MARK RICHARD

Conciliar el Sueño Profundo

El arte de dormir y levantarse

Contents

Introducción

Son las 4 a.m. y en 8 horas tienes un examen importante. Has estudiado durante días, pero todavía no te sientes preparado. Entonces, ¿qué puedes hacer?

Bueno, puedes beber otra taza de café y pasar las próximas horas estudiando pero, aunque no lo creas, puede que sea mejor que cierres los libros y vayas a dormir.

Dormir ocupa casi un tercio de nuestras vidas, pero, sorprendentemente, muchos le prestamos poca atención. Este descuido es, muchas veces, resultado de un gran malentendido.

Dormir no es perder el tiempo, o solo una manera de descansar cuando nuestro trabajo está terminado. El sueño es una función crucial en la que tu cuerpo equilibra y monitorea sus sistemas vitales; eso afecta tu respiración y la regulación de todo, desde la circulación hasta el crecimiento y la respuesta inmunitaria.

Eso es fantástico, pero puedes preocuparte por esas cosas luego del examen, ¿no?

Bueno, no tan rápido. Resulta que el sueño también es crucial para el cerebro, ya que un quinto de la sangre del cuerpo se dirige hacia allí mientras duermes. Y el momento en el que duermes es un período de reestructuración intensamente activo, fundamental para el funcionamiento de la memoria.

A primera vista, nuestra capacidad de recordar cosas no parece muy impresionante. Herman Ebbinghaus, un psicólogo del siglo XIX, demostró que normalmente olvidamos el 40 % de lo que aprendemos dentro de los primeros 20 minutos, un fenómeno conocido como la curva del olvido. Pero esta pérdida puede prevenirse con la consolidación de la memoria, el proceso por el cual la información se mueve de la breve memoria de corto plazo a la más duradera memoria de largo plazo.

Esta consolidación ocurre gracias a una parte importante del cerebro conocida como hipocampo. Su función en la formación de la memoria a largo plazo fue demostrada en los años 50 por Brenda Milner en sus estudios de un paciente conocido como H.M.

Luego de que le quitaran el hipocampo, la capacidad de H.M. para formar nuevos recuerdos a corto plazo se vio dañada, pero podía aprender tareas físicas mediante la repetición.

Debido a la extracción del hipocampo, la habilidad de H.M. para formar recuerdos a largo plazo también se vio dañada. Este caso reveló, entre otras cosas, que el hipocampo estaba específicamente involucrado en la consolidación de la memoria declarativa a largo plazo, necesaria para recordar datos y conceptos para tu examen, más que en la memoria procedimental, que incluye los movimientos de los dedos que necesitas dominar para el recital.

Los hallazgos de Milner, sumados al trabajo de Eric Kandel en los años 90, nos dieron el modelo actual de funcionamiento de este proceso de consolidación.

La información sensorial es transcripta y almacenada temporalmente en las neuronas como memoria a corto plazo. Desde allí, viaja al hipocampo, que fortalece y mejora las neuronas en esa área.

Gracias a la neuroplasticidad, se forman nuevas sinapsis, lo que permite nuevas conexiones entre las neuronas y fortalece la red neuronal a donde la información volverá como memoria a largo plazo.

Entonces, ¿por qué recordamos algunas cosas y no otras?

Hay algunas formas de influenciar el alcance y la eficacia de la retención de recuerdos.

Por ejemplo, los recuerdos creados en momentos de emociones intensas, o incluso estrés, serán registrados mejor, dada la relación del hipocampo con las emociones.

Pero uno de los grandes factores que ayudan a la consolidación de la memoria es, lo adivinaste, dormir bien por la noche.

El sueño está compuesto por 4 fases. Las más profundas son conocidas como sueño de ondas lentas y sueño de movimientos oculares rápidos (MOR).

Los electroencefalogramas realizados a personas durante estas fases han mostrado impulsos eléctricos entre el tronco encefálico, el hipocampo, el tálamo y la corteza cerebral, que funcionan como estaciones repetidoras en la formación de recuerdos. Se ha demostrado que las diferentes fases del sueño ayudan a consolidar distintos tipos de memorias.

Durante la fase de sueño de ondas lentas se codifica la memoria declarativa de forma provisional en la parte frontal del hipocampo.

A través de un diálogo continuo entre la corteza y el hipocampo, es reactivada de forma reiterada hasta ser distribuida en donde será almacenada a largo plazo en la corteza.

El sueño MOR, similar a la actividad cerebral de alguien despierto, es asociado con la consolidación de la memoria procedimental.

Entonces, de acuerdo con los estudios, acostarte 3 horas luego de memorizar tus fórmulas y una hora luego de practicar tus escalas sería lo ideal.

Con suerte, ahora podrás ver que escatimar en sueño no solo daña tu salud a largo plazo, sino que hace que sea menos probable que retengas todo ese conocimiento y práctica de la noche anterior. Todo esto reafirma el dicho "consultarlo con la almohada".

Si piensas en el reestructuramiento interno y las nuevas conexiones que se forman mientras duermes, podrías hasta decir que una buena noche de sueño hará que te despiertes cada mañana con un nuevo y mejorado cerebro, listo para enfrentar los desafíos del día.

El ciclo del sueño natural

Jessa Gamble

La Vida evolucionó en condiciones de luz y oscuridad.

Luego las plantas y los animals desarrollaron sus propios relojes internos para ajustarse a estos cambios de iluminación. Son relojes químicos y están en todos los seres conocidos que tienen 2 o más células y en algunos unicelulares.

Les daré un ejemplo.

Si uno saca un cangrejo de herradura de la playa, lo lleva al otro extremo del continente, y lo pone dentro de una jaula con pendiente, trepará por el piso de la jaula cuando suba la marea en las costas de su hogar, y descenderá nuevamente mientras el agua retrocede a miles de kms de distancia.

Hará esto durante semanas hasta que, poco a poco, pierda el hilo.

Es increíble de ver pero no sucede nada psíquico o paranormal; simplemente estos cangrejos tienen ciclos internos que se condicen, por lo general, con lo que sucede a su alrededor.

Nosotros también tenemos esa capacidad. En los humanos lo llamamos reloj corporal.

Esto puede verse más claramente sacándole a alguien el reloj y encerrándolo en un bunker, bajo tierra, durante un par de meses. Las personas se ofrecen para esto y por lo general salen desvariando sobre su productividad en el agujero.

Se levantan un poquito más tarde todos los días, unos 15 minutos, y se desvían de su ciclo biológico durante semanas. De esta manera, sabemos que se guían por sus relojes internos, en lugar de experimentar el día exterior.

Bien, tenemos un reloj corporal y resulta que es sumamente importante en nuestras vidas. Es un gran motor de la cultura, y creo que es la fuerza más subestimada del comportamiento.

Evolucionamos como especie cerca del Ecuador, por eso estamos bien equipados para hacer frente a 12 horas de luz y 12 horas de oscuridad.

Pero, claro, nos hemos esparcido por todo el planeta y en el Ártico canadiense, donde vivo, tenemos luz perpetua en verano y 24 horas de oscuridad en invierno. Así que la cultura.

la cultura aborigen del norte, tradicionalmente ha sido muy estacional. En invierno se duerme mucho, uno disfruta, adentro, de la vida en familia. Y en verano hay gran cacería y actividad laboral durante muchas horas algo muy activo.

¿Cómo sería nuestro ritmo natural?

¿Cuáles serían los patrones de sueño en un sentido ideal?

Bueno, resulta que cuando las personas viven sin luz artificial de ningún tipo, duermen el doble por la noche.

Se van a dormir cerca de las 20 hs hasta la medianoche y luego duermen otra vez desde las 2 hasta el amanecer. Y, entre medio, tienen un par de horas de tranquila meditación en la cama. Y durante este tiempo hay un aumento de la prolactina, algo que no vemos hoy en día.

La gente en estos estudios informa que se siente tan despierta durante el día que se da cuenta que vivieron una vigilia verdadera por primera vez en su vida.

Vivimos en la cultura del "jet lag", de viajes por el mundo, de negocios las 24 horas, del trabajo por turnos.

Nuestras formas modernas de hacer las cosas tienen sus ventajas pero creo que deberíamos entender los costos.

¿Por qué dormimos?

Russell Foster

Si son un tipo de persona promedio, pasarán el 36% de su vida dormidos, lo que significa que si viven 90 años, entonces 32 años los habrán pasado durmiendo.

Lo que esos 32 años nos están diciendo es que dormir es de alguna manera importante.

Y sin embargo, para la mayoría de nosotros, no le damos importancia al dormir.

Y lo que me gustaría hacer hoy es cambiar sus puntos de vista, cambiar sus ideas y sus pensamientos sobre el sueño.

Y para lo que quiero enseñarles debemos empezar volviendo en el tiempo.

"Disfruta el plácido, dulcísimo rocío del sueño". ¿Alguna idea de quién dijo eso?

Julio César de Shakespeare.

Déjenme darles algunas citas más.

"Sueño, dulce sueño, suave nodriza de la naturaleza, ¿qué espanto te he causado?".
Shakespeare de nuevo.

De la misma época:
"El sueño es la cadena de oro que une la salud y nuestros cuerpos".
Thomas Dekker.

Pero si saltamos hacia delante 400 años, el tono sobre el sueño cambia un poco.

Esto es de Thomas Edison, de principios del siglo XX.
"El sueño es una pérdida criminal de tiempo y una herencia de nuestro pasado cavernícola".

Y si saltamos también a la década de los 80, algunos de ustedes recordarán que Margaret Thatcher dijo, "El sueño es para los débiles".

"El dinero nunca duerme".
Gordon Gekko

¿Qué hacemos en el siglo XX acerca del sueño?

Bueno, por supuesto, usamos el foco de Thomas Edison para invadir la noche y ocupar la oscuridad; y en el proceso de esta ocupación hemos tratado al sueño casi como una enfermedad.
Lo hemos tratado como un enemigo.

La mayoría ahora, supongo, toleramos la necesidad de dormir y en el peor de los casos, tal vez muchos de nosotros pensamos que el sueño es como una enfermedad que necesita algún tipo de cura.

Y nuestra ignorancia sobre el sueño es muy profunda.

¿Por qué es así? ¿Por qué abandonar el sueño en nuestros pensamientos?

Bueno, es porque no hacemos mucho mientras dormimos, al parecer.

No comemos. No bebemos…

Es una completa pérdida de tiempo, ¿verdad? Falso.

En realidad, dormir es una parte increíblemente importante de nuestra biología, y los neurocientíficos están empezando a explicar porqué es tan importante.

Así que vamos al cerebro.

El punto es que cuando estamos dormidos, esta cosa no se apaga. De hecho, algunas áreas del cerebro están más activas durante el estado de sueño que durante el estado de vigilia.

Otra cosa que es muy importante sobre el sueño es que no se presenta de una sola estructura dentro del cerebro, sino es hasta cierto punto una propiedad de la red.

Hemos dicho que el sueño es complicado y pasamos 32 años de nuestra vida durmiendo.

Pero no hemos explicado de qué se trata dormir.

Así que ¿por qué dormimos?

Y no sorprenderá a nadie de ustedes que, por supuesto, los científicos, no tenemos un consenso.

Hay decenas de diferentes ideas sobre por qué dormimos, y voy a presentar tres de ellas.

La primera es la idea de la restauración, y es algo intuitivo.

Esencialmente, todas las cosas que hemos gastado durante el día, las restauramos, las reemplazamos, las reconstruimos durante la noche.

Y en efecto, como una explicación, se remonta a Aristóteles, hace como 2,300 años.

Por momentos ha estado de moda y por momentos no.

Está de moda en este ahora porque se ha demostrado que dentro del cerebro, toda una serie de genes se activan solo durante el sueño y esos genes están asociados con la restauración y las rutas metabólicas.

Hay buena evidencia para la hipótesis de la restauración.

¿Y la conservación de energía?

Otra vez, tal vez es intuitiva.

Esencialmente duermes para ahorrar calorías. Ahora, cuando se hacen las sumas, no es significativo.

Si comparan un individuo que ha dormido en la noche o que se quedó despierto y no se movió mucho, el ahorro de energía por dormir alrededor de 110 calorías por noche.

Eso es el equivalente de un pan de hotdog.

Ahora, yo diría que un pan de hotdog es de una recompensa bastante pobre para un comportamiento complicado y demandante como es el sueño.

Así que me convence menos la idea de la conservación de energía.

Pero la tercera idea es muy atractiva, que es **el procesamiento cerebral y consolidación de la memoria.**

Lo que sabemos es que, si después de intentar aprender algo se priva de sueño a las personas, la capacidad de aprender se reduce drásticamente. Es realmente un gran atenuante.

Así que el sueño y la consolidación de la memoria también son muy importantes.

Sin embargo, no es sólo la fijación de la memoria y la evocación.

Lo que resultó ser muy emocionante es que nuestra capacidad para idear soluciones novedosas a problemas complejos, aumenta considerablemente con una noche de sueño.

De hecho, se ha estimado que nos da una triple ventaja.

Dormir de noche aumenta nuestra creatividad.

Y lo que parece estar ocurriendo es que, en el cerebro, esas conexiones neuronales que son importantes, esas conexiones sinápticas que son importantes, se unen y se fortalecen, mientras que las menos importantes tienden a desaparecer y ser menos importantes.

Está bien. Así que hemos tenido tres explicaciones de por qué podríamos dormir y creo que es importante darse cuenta de que los detalles pueden variar y es probable que dormimos por múltiples razones diferentes.

Pero el sueño no es un lujo. No es algo de lo que podamos prescindir de vez en cuando. Creo que el sueño se comparó una vez a una mejora de clase turista a clase ejecutiva, ya saben, el equivalente. No es ni siquiera una mejora de turista a primera clase.

Lo importante es darse cuenta de que si no duermen, no vuelan.

Esencialmente, nunca llegan, y lo que es extraordinario de una gran parte de nuestra sociedad en estos días, es que desesperadamente nos privamos de sueño.

Ahora echemos un vistazo a la privación del sueño.

Grandes sectores de la sociedad se privan del sueño, y echemos un vistazo a nuestro medidor de sueño.

En la década de los 50, datos confiables sugieren que la mayoría de nosotros consumíamos alrededor de unas ocho horas de sueño cada noche. Hoy en día, dormimos de una hora y media a dos horas menos cada noche, así que estamos en el rango de seis horas y media.

Para los adolescentes, es peor, mucho peor.

Necesitan nueve horas para el completo funcionamiento del cerebro y muchos de ellos, en una noche de escuela, solo están durmiendo cinco horas.

Simplemente no es suficiente.

Si pensamos en otros sectores de la sociedad, los ancianos, si usted es mayor, entonces la capacidad para dormir en un solo periodo está un poco alterada, y el sueño de muchos, nuevamente, es de menos de cinco horas por noche.

Turno de trabajo.

El turno de trabajo es extraordinario, quizás el 20% de la población trabajadora, y el reloj corporal no se adapta a las exigencias de trabajar de noche. Está atrapada en el mismo ciclo luz-oscuridad que el resto de nosotros.

Así que cuando el pobre trabajador vuelva a casa para tratar de dormir durante el día, desesperadamente cansado, el reloj corporal le dirá, "Despierta. Este es el momento para estar despierto".

Así que la calidad del sueño que se tiene como trabajador del turno de noche es generalmente muy pobre, otra vez de alrededor de cinco horas.

Y entonces, por supuesto, decenas de millones de personas sufren de jet lag.

Una de las cosas que hace el cerebro es entregarse a micro-sueños, quedándose dormido involuntariamente, y esencial-mente no se tiene control sobre eso.

Ahora, los micro-sueños puede ser algo embarazoso, pero también pueden ser mortales.

Se estima que 31% de los conductores se dormirá al volante al menos una vez en su vida, y en los Estados Unidos, las estadísticas son bastante acertadas: 100,000 de accidentes en carreteras se han asociado con el cansancio, con menos atención y con caer dormidos.
100,000 al año. Es extraordinario.

En otro nivel de terror, nos sumergimos a los trágicos accidentes en Chernobyl y en efecto al transbordador espacial Challenger, que se perdió tan trágicamente. Y en las investigaciones que siguieron a esos desastres, se mostró falta de juicio, como consecuencia del trabajo por turnos extendidos y la pérdida de la vigilancia y el cansancio se atribuyó a una gran parte de esos desastres.

Así que cuando están cansados y les falta sueño, tienen mala memoria y poca creatividad, y se tiene una la impulsividad exacerbada y falta de criterio general.

Pero, amigos, es mucho peor que eso.
Si son un cerebro cansado, el cerebro ansía cosas para despertarlo. como estimulantes.

La cafeína representa el estimulante de elección en gran parte del mundo occidental.

Y por supuesto, están manteniendo el estado de vigilia con estos estimulantes, y luego por supuesto llegan las 11 de la noche, el cerebro se dice a sí mismo, "Ah, bueno, en realidad, necesito estar dormido dentro de poco.

¿Qué hacemos si me siento completamente conectado?"

Otra conexión con la pérdida de sueño es el aumento de peso.

Si duermen alrededor de unas 5 horas o menos cada noche, entonces tienen una probabilidad del 50% de ser obesos.

¿Cuál es la conexión aquí?

Pues bien, la falta de sueño parece dar lugar a la liberación de la hormona grelina, la hormona del hambre.

La grelina es liberada. Y llega al cerebro. El cerebro dice: "Necesito carbohidratos" y lo que hace es buscar carbohidratos y particularmente azúcares.

Así que hay un vínculo entre el cansancio y la predisposición metabólica para aumentar de peso.

Estrés.

La gente cansada está masivamente estresada.

Y una de las cosas del estrés, por supuesto, es la pérdida de memoria.

Pero el estrés es mucho más que eso.

Así que si estás gravemente estresado, no es un gran problema, pero el estrés constante asociado con la pérdida de sueño, es el problema.

El estrés constante conduce a una inmunidad suprimida, y la gente cansada tiende a tener índices más altos de infecciones en general, y existen muy buenos estudios que muestran que los trabajadores por turnos, por ejemplo, tienen mayores índices de cáncer.

Altos niveles de estrés generan glucosa en el sistema circulatorio.

La glucosa se convierte en una parte dominante de la vasculature y esencialmente te conviertes en intolerante a la glucosa. Lo que resulta en diabetes tipo 2.

El estrés aumenta las enfermedades cardiovasculares como resultado de la presión sanguínea elevada.

Hay toda una serie de problemas asociados a la pérdida de sueño que son más que un cerebro deteriorado levemente, que es donde creo que la mayoría piensan que reside esa pérdida de ese sueño.

"Bien, ¿cómo sé si estoy durmiendo lo suficiente?"

Bueno, no hace falta ser un genio.

Si necesitan un reloj despertador para salir de la cama en la mañana, si les toma mucho tiempo levantarse, si necesitan muchos estimulantes, si están malhumorado, irritables, si sus colegas de trabajo les dijeron que se ven cansados e irritable, es probable que les falte sueño.

¿Qué hacen?

Hagan de su dormitorio un refugio para dormir.

La primera cosa fundamental es oscurecerlo tanto como puedan, y también enfriarlo un poco, es muy importante.

Reducir la cantidad de exposición a la luz por lo menos media hora antes de irse a la cama.

La luz aumenta los niveles de alerta y retrasará el sueño.

¿Qué es lo último que la mayoría de nosotros hacemos antes de irnos a la cama?

Estamos en un baño demasiado iluminado mirándonos en el espejo, limpiándonos los dientes.

Es lo peor que podemos hacer antes de ir a dormir.

Apaguen los teléfonos celulares. Apaguen las computadoras. Apaguen todas esas cosas que puedan estimular el cerebro.

Traten de no beber cafeína demasiado tarde en el día, idealmente no después del almuerzo.

Bien, hemos hablado sobre reducir la exposición a la luz antes de ir a la cama, pero la exposición a la luz en la mañana es muy buena para ajustar el reloj biológico al ciclo luz-oscuridad.

Así que busquen la luz en la mañana.

Básicamente, escúchense. Relájense. Hagan el tipo de cosas que saben que los va a llevar al plácido, dulcísimo rocío del sueño.

Está bien. Esos son algunos de los hechos. ¿Qué hay con algunos mitos?

Los adolescentes son perezosos. No. Pobrecitos.

Tienen una predisposición biológica para ir a la cama tarde y levantarse tarde, así que déjenlos.

Necesitamos ocho horas de sueño cada noche.

Eso es un promedio. Algunas personas necesitan más. Algunas personas necesitan menos.

Y lo que tienen que hacer es escuchar a su cuerpo. ¿Necesitan más o menos?

Así de simple.

Los ancianos necesitan menos sueño. No es cierto.

Las demandas de sueño de las personas de edad no bajan, esencialmente, duermen fragmentos y se convierte en menos robusto, pero no bajan las necesidades de sueño.

La asociación entre la salud mental, las perturbaciones mentales y los trastornos del sueño.

Sabemos desde hace 130 años que en los trastornos mentales severos, existe siempre, siempre una alteración del sueño, pero ha sido ignorado.

En la década de los 70, cuando la gente empezó a pensar otra vez, dijeron, "Sí, bueno, por supuesto que hay trastornos del sueño en la esquizofrenia porque toman antipsicóticos. Son los antipsicóticos los que causan los problemas de sueño", ignorando el hecho de que cien años antes, la interrupción del sueño se había informado antes que los antipsicóticos.

¿Qué está pasando?

Muchos grupos están estudiando condiciones como la depresión, la esquizofrenia y el trastorno bipolar y lo que sucede en términos de la interrupción del sueño.

Tenemos un gran estudio que publicamos el año pasado sobre la esquizofrenia, y los datos fueron extraordinarios.

En aquellos individuos con esquizofrenia, gran parte del tiempo, estaban despiertos durante la fase de noche y luego estaban dormidos durante el día. Otros grupos no mostraron ningún tipo de patrones de 24 horas, su sueño estaba completamente destrozado. algunos no tenían ninguna capacidad para regular su sueño por el ciclo luz-oscuridad, se levantaban más y más y más tarde y más tarde cada noche. Estaban destrozados.

¿Qué está pasando?

Un descubrimiento realmente emocionante es que el trastorno mental y el sueño no están simplemente asociados sino que están vinculados físicamente dentro del cerebro.

Las redes neuronales que nos predisponen a un sueño normal, que nos proveen un sueño normal, y aquellas que nos dan salud mental normal, se superponen.

Y ¿cuál es la evidencia de esto?

Bueno, los genes que han demostrado ser muy importantes en la generación de sueño normal, cuando mutan, cuando cambian, también predisponen a los individuos a problemas de salud mental.

Y el año pasado, publicamos un estudio que demostró que un gen que se ha vinculado a la esquizofrenia, cuando muta, también interrumpe el sueño.

Así que tenemos evidencia de una auténtica superposición mecánica entre estos dos importantes sistemas.

Otro trabajo surgió de estos estudios.

El primero fue que la interrupción del sueño en realidad precede ciertos tipos de enfermedades mentales, y hemos demostrado que en esos individuos jóvenes que corren un alto riesgo de desarrollar trastornos bipolares, ya tienen una anormalidad del sueño antes de cualquier diagnóstico clínico de trastorno bipolar.

La otra parte de los datos es que la interrupción del sueño en realidad puede exacerbar, empeorar el estado de los trastornos mentales.

Mi colega Dan Freeman, ha utilizado una gama de agentes que han estabilizado el sueño y reducido los niveles de paranoia en aquellos individuos, en un 50%.

Entonces, ¿Qué tenemos?

Tenemos, en estas conexiones, cosas realmente interesantes.

En términos de neurociencia, mediante la comprensión de la neurociencia de estos dos sistemas, estamos empezando a entender realmente cómo ambos, el dormir y las enfermedades mentales, se generan y regulan dentro del cerebro.

La segunda área es que si podemos usar sueño y los trastornos del sueño como una señal de advertencia temprana, entonces tenemos la oportunidad de actuar.

Si sabemos que estos individuos son vulnerables, la intervención temprana entonces se convierte en una posibilidad.

Y la tercera, que creo que es la más emocionante, es que podemos pensar en los centros del sueño dentro del cerebro como una nueva área terapéutica.

Estabilizando el sueño en aquellos individuos que son vulnerables, ciertamente nos permite hacerlos más saludables, pero también aliviar algunos de los terribles síntomas de los trastornos mentales.

Nuestras actitudes hacia el sueño son muy diferentes desde una edad preindustrial, cuando estábamos casi envueltos en un edredón.

Solíamos entender intuitivamente la importancia de dormir y esto no es ninguna charlatanería, esto es una respuesta pragmática a la buena salud.

Si duermen bien, aumenta su concentración, su atención, la toma de decisiones, la creatividad, las habilidades sociales, la salud. Si duermen, se reducen los cambios de humor, el estrés, los niveles de ira, la impulsividad, y la tendencia a beber y tomar drogas.

La comprensión de la neurociencia del sueño realmente está cambiando la manera de pensar acerca de algunas de las causas de las enfermedades mentales, y de hecho nos está proporcionando nuevas formas para tratar estas afecciones increíblemente debilitantes.

23

Otra razón para dormir bien

Jeff Iliff

El sueño.

Nos toma la tercera parte de la vida, pero ¿alguno de nosotros entiende de qué se trata?

Hace dos mil años, Galeno de Pérgamo, uno de los más eminentes investigadores médicos del mundo antiguo, postuló que mientras estamos despiertos la fuerza motora del cerebro, su jugo, se iría a las otras partes del cuerpo animándolas, pero dejando seco el cerebro.

Pensaba que cuando dormimos toda la humedad que bañaba el resto del cuerpo regresaría rápidamente para hidratar el cerebro y refrescar la mente.

Ahora esto nos suena ridículo, pero él estaba simplemente explicando algo sobre el sueño que todos experimentamos cada día.

Todos sabemos, por propia experiencia, que cuando dormimos, la mente se aclara. Y si no dormimos, la mente queda turbia.

Pero aunque ahora sabemos mucho más sobre el sueño que en tiempos de Galeno, todavía no entendemos por qué razón, el sueño, de todas nuestras actividades, tiene esta increíble función restauradora para la mente.

Se ha descubierto que el sueño puede ser, en realidad, una forma de solución con diseño bien elegante, para unas de las necesidades más básicas del cerebro, una forma única por la que este encuentra las grandes demandas y los estrechos márgenes que lo diferencian de los demás órganos del cuerpo.

Casi todo lo observado en biología puede considerarse como una serie de problemas y sus correspondientes soluciones.

El primer problema que todo órgano tiene que resolver es el flujo continuo de nutrientes para alimentar todas las células del cuerpo.

Esto es crítico en el cerebro; la intensa actividad eléctrica utiliza la cuarta parte de la energía disponible para el cuerpo, a pesar de que su masa representa apenas el 2 % del total.

El sistema circulatorioresuelve el problema del transporte de nutrientes, con los vasos sanguíneos distribuyéndolos, junto con oxígeno, a todos los rincones del cuerpo.

Aquí, en este imagen, se puede ver esto.

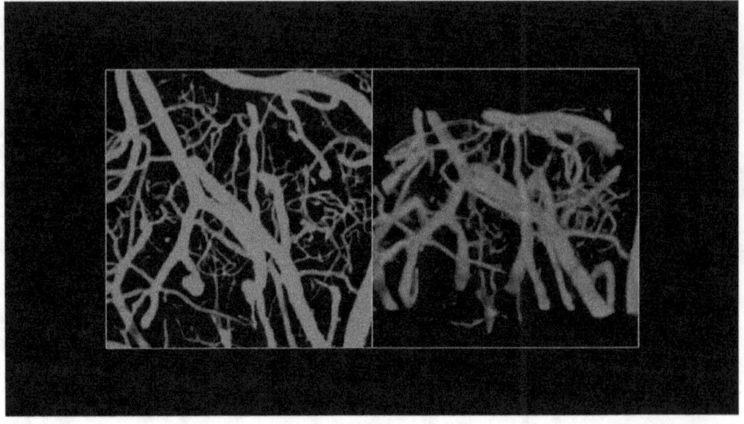

Se muestran los vasos sanguíneos del cerebro de un ratón vivo.

Esas venas y arterias forman una red compleja que abarca todo el volumen del cerebro. Comienzan en la superficie, se profundiza en los tejidos y al esparcirse, alimentan de nutrientes y oxígeno a todas y cada una de las células de este órgano.

Ahora, así como cada célula require de nutrientes para alimentarse, también produce desperdicios, como subproductos.
   La eliminación de desperdicios es el segundo problema básico que todos los órganos tienen que resolver.

Este diagrama muestra el sistema linfático del cuerpo que ha evolucionado para cubrir esta necesidad.

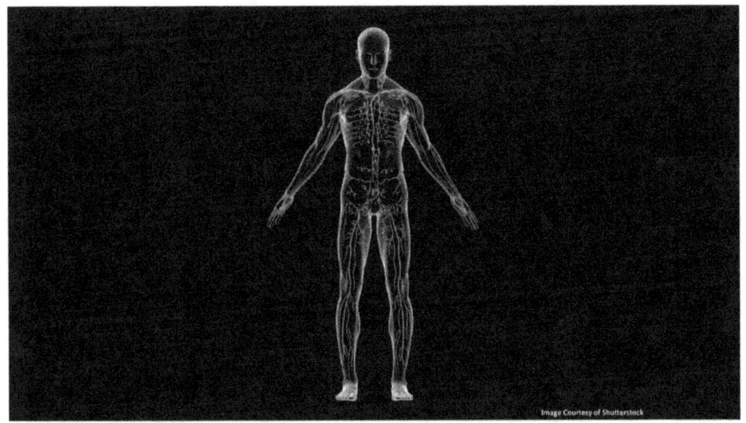

Es otro complejo sistema paralelo de vasos que se extiende por todo el cuerpo. Toma las proteínas y otros desechos, de los espacios entre las células. Lo que recoge, luego lo deposita en la sangre para eliminarlo.

Pero al mirar con cuidado el diagrama se ve algo que no tiene mucho sentido.

Si se amplía la imagen de la cabeza de este personaje, se nota que no hay vasos linfáticos en el cerebro. Pero esto no tiene mucho sentido, ¿cierto?

El cerebro es un órgano de actividad bien intensa, que produce, por tanto, gran cantidad de desperdicios, que hay que eliminar con eficiencia. Pero carece de vasos linfáticos, lo que significa que el método utilizado por el resto del cuerpo para limpiar los desechos, no funciona en el cerebro.

Entonces, ¿cómo hace el cerebro para resolver su problema de eliminación de desperdicios?

Pues esta pregunta, aparentemente tan banal, es a donde llegó nuestro grupo de investigación.

Hemos encontrado que al adentrarnos en el cerebro, entre las neuronas y los vasos sanguíneos, estaba la solución al problema de la limpieza de los residuos. Algo verdaderamente inesperado.
Ingenioso, pero también hermoso.

Permítanme que les cuente lo que descubrimos.

El cerebro cuenta con esta gran reserve de fluido limpio y transparente, llamado líquido cefalorraquídeo o también LCR [CSF].

El líquido cefalorraquídeo llena el espacio que rodea el cerebro y ahí llegan los desperdicios provenientes del interior del cerebro. para, líquido y desechos, ser vertidos al torrente sanguíneo.

Dicho de esta manera, suena como el sistema linfático, ¿correcto?

Lo interesante es que el líquido y los desechos del interior del cerebro no se cuelan al azar para llegar a los depósitos de LCR.

Lo que sucede es que hay un sistema de plomería especializado que organiza y facilita el proceso.

Eso se puede ver en estas imágenes.
De nuevo, esta es una imagen del cerebro de un ratón vivo.

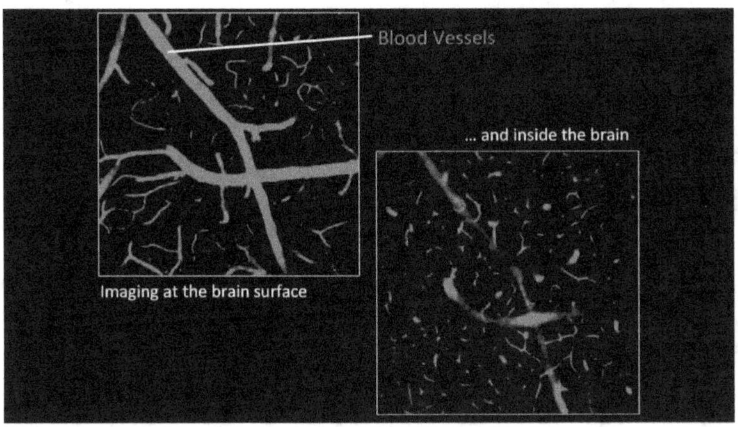

El cuadro a la izquierda muestra lo que sucede en la superficie del cerebro y a la derecha se ve lo que pasa por debajo, en el interior de los tejidos. Se muestran los vasos sanguíneos en rojo y el LCR que rodea al cerebro está en verde.

Lo que nos sorprendió es que el líquido del exterior del cerebro no se queda en la superficie. En cambio, ese LCR es impulsado por todo el interior del cerebro, por la periferia de los vasos sanguíneos, Al circular por dentro del cerebro por la superficie de los vasos, ayuda a despejar y a limpiar de excesos, los espacios entre células cerebrales.

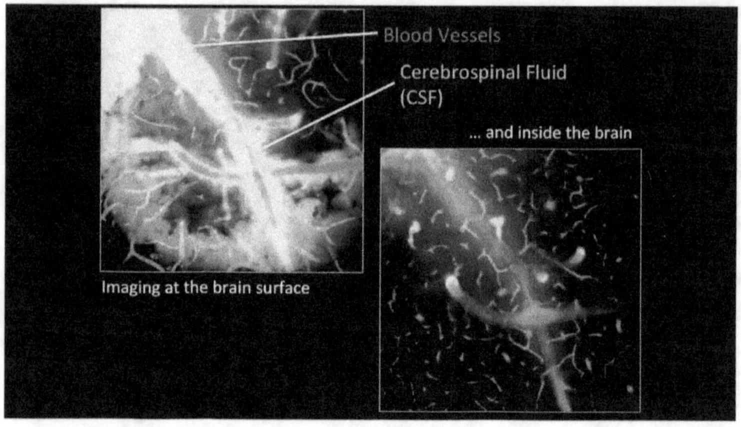

Si lo piensan, usar de esta manera el exterior de los vasos sanguíneos es una solución con brillante diseño, porque el cerebro está encerrado en el cráneo rígido, lleno por completo de células, sin espacio disponible para otro sistema de vasos, como el linfático. Los vasos sanguíneos descienden desde la superficie hasta llegar a cada una de las células del cerebro, lo cual quiere decir que el líquido que circula por el exterior de los vasos tiene fácil acceso a toda la masa cerebral.

En verdad es un sistema genial este de readaptar un sistema de vasos, el sanguíneo, para que asuma la función y reemplace a un segundo sistema de vasos, el linfático. hasta hacerlo innecesario.

Lo interesante es que no hay ningún otro órgano que asuma este enfoque, para eliminar los desechos de entre las células. Es una solución absolutamente única.

Pero el hallazgo más sorprendente es que todo esto, todo lo que he venido explicando, lo del líquido pasando por el cerebro, solo sucede en el cerebro dormido.

La imagen a la izquierda muestra qué tanto circula el líquido cefalorraquídeo por el cerebro de un ratón vivo, estando despierto, casi nada.

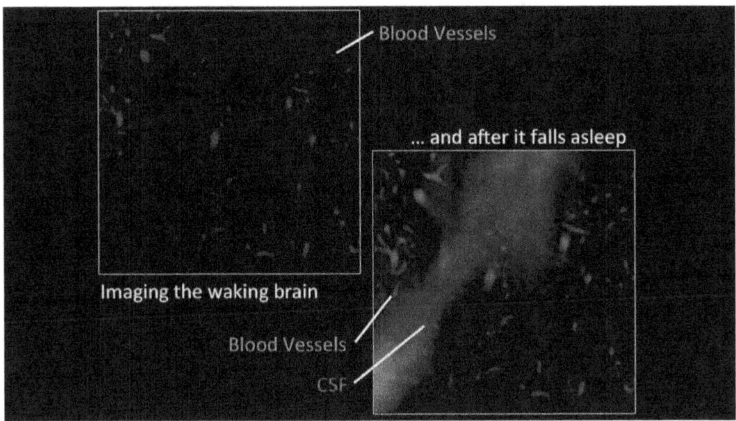

Pero con el mismo animal, si esperamos un poco a que se duerma, se ve una estampida del LCR por todo el cerebro.

Al mismo tiempo descubrimos que cuando se duerme el cerebro sus células parecen reducirse abriendo espacios entre unas y otras para permitir que el líquido pase libremente y así se eliminen los desperdicios.

Parece como si Galeno se hubiese aproximado a la pista correcta, cuando escribió que el fluido circulaba hacia el cerebro durante el sueño.

Nuestras investigaciones, 2000 años más tarde, sugieren que el cerebro despierto, cuando está más atareado, pospone la eliminación de los desechos de los espacios intercelulares, para más tarde y, luego, cuando duerme, y no está tan ocupado, hace el cambio hacia la función de limpieza para sacar los desperdicios que se habían acumulado durante el día.

Es algo semejante a lo que hacemos nosotros; posponemos las tareas de casa durante la semana, cuando no hay tiempo para eso y luego nos ponemos al día con toda la limpieza, en el fin de semana.

He hablado bastante de la eliminación de desechos, pero no he especificado qué clase de desechos son los que el cerebro necesita eliminar durante el sueño para mantenerse saludable.

Esos estudios recientes sobre los desechos se han concentrado principalmente en beta amiloide que es una proteína que se produce en el cerebro todo el tiempo.

Mi cerebro, como el de Uds., está produciendo beta amiloide ahora mismo.

Pero en pacientes con la enfermedad de Alzheimer, se añade y se acumula beta amiloide en los espacios intercelulares del cerebro en lugar de eliminarse, como debiera.

Esa acumulación de beta amiloide, se piensa que es una de las etapas cruciales en el desarrollo de esa terrible enfermedad.

Hemos medido cuán rápido se elimina el beta amiloide del

cerebro cuando está despierto, versus cuando duerme, y encontramos que, en realidad, la eliminación del beta amiloide es mucho más rápida con el cerebro dormido.

Entonces, si el sueño es parte de la solución del problema de la eliminación de residuos entonces esto cambia dramáticamente nuestra idea sobre la relación entre el sueño, el beta amiloide y la enfermedad de Alzheimer.

Unos estudios clínicos recientes sugieren que en los pacientes que no han desarrollado la enfermedad, el deterioro de la calidad y duración del sueño, se relacionan con mayor acumulación de beta amiloide en el cerebro.

Es importante señalar que estos estudios no demuestran que la carencia o escasez de sueño sean causa de la enfermedad de Alzheimer.

Pero sí sugieren que la falla del cerebro en mantener la casa limpia con la limpieza de los residuos como el beta amiloide puede contribuir al desarrollo de ciertas condiciones, como el Alzheimer.

Entonces, lo que nos dicen estas investigaciones es algo que todos ya sabíamos sobre el sueño. Hasta Galeno entendía bien que refresca y aclara la mente. Esto puede ser una parte importantede la naturaleza del sueño.

Sabemos que todos, Uds. y yo, tenemos que dormir todas las noches, pero el cerebro nunca descansa. Mientras el cuerpo está quieto la mente está andando por ahí, en sueños, la elegante maquinaria del cerebro silenciosamente sigue trabajando, haciendo limpieza y mantenimiento a esta máquina tan increíblemente compleja.

Como las tareas de casa, se trata de trabajos sucios y desagradecidos, pero también muy importantes. En la casa, si dejamos de limpiar la cocina durante un mes, la casa se vuelve completamente invivible muy rápidamente.

En el cerebro, las consecuencias de atrasarse pueden ser mucho peores que la vergüenza de muebles sucios, porque al referirse al cerebro, es la salud misma y las funciones de la mente y el cuerpo, lo que está en juego.

Por esta razón, entender bien estas funciones tan básicas de la limpieza del cerebro, hoy, puede ser crucial para la prevención y el tratamiento de las enfermedades mentales del mañana.

Sueño profundo

Dan GANTENBERG

¿Qué pasaría si uno pudiera hacer más eficiente su sueño?

Como científico del sueño, esta es la pregunta que me ha cautivado durante los últimos 10 años. Porque, mientras la bombilla y la tecnología han traído un mundo de 24 horas de trabajo y productividad, esto ha sido a costa de nuestro ritmo circadiano natural y de la necesidad de nuestro cuerpo de dormir.

El ritmo circadiano dicta nuestro nivel de energía durante todo el día, y solo recién hemos llevado a cabo un experimento global sobre este ritmo, que está poniendo la salud de nuestro sueño y, consecuentemente, nuestra calidad de vida en peligro.

Debido a esto, no estamos durmiendo lo que necesitamos, ya que el estadounidense promedio duerme una hora entera menos de lo que durmieron en la década de 1940.

Por alguna razón, decidimos usar como una insignia de honor que podemos vivir sin dormir lo suficiente. Todo esto se suma a una verdadera crisis de salud.

La mayoría de nosotros sabemos que el mal sueño está relacionado con enfermedades como el Alzheimer, enfermedad cardiovascular, derrame cerebral y diabetes.

Y si no se atiende un trastorno del sueño como la apnea del sueño, es más probable que contraigas muchas de estas enfermedades.

¿Pero saben del impacto del sueño en sus estados mentales?

La falta de sueño nos hace tomar decisiones arriesgadas y apresuradas y es una pérdida en nuestra capacidad de empatía.

Cuando la privación del sueño literalmente nos hace más sensibles a nuestro dolor, no es tan sorprendente que tengamos dificultades para relacionarnos y ser personas buenas y saludables cuando estamos privados de sueño.

Los científicos están empezando a entender cómo no solo la cantidad sino también la calidad del sueño afecta nuestra salud y bienestar.

Mi investigación se enfoca en lo que muchos científicos creen que es la etapa más regenerativa del sueño: el sueño profundo.

Ahora sabemos que, en general, hay tres etapas de sueño:
- sueño ligero.
- movimiento ocular rápido o REM.
- sueño profundo.

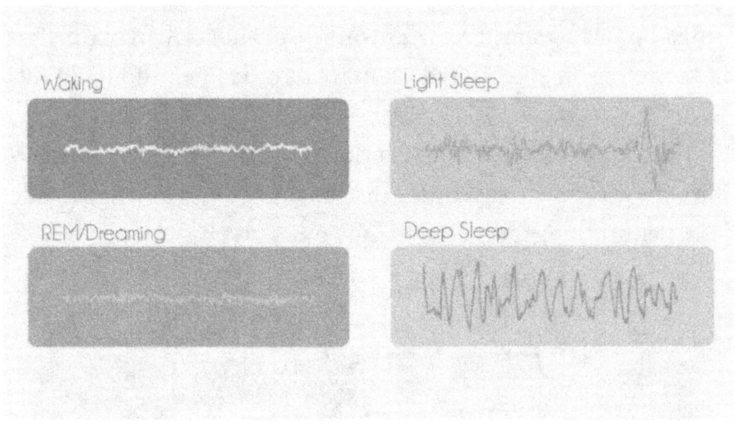

Medimos las etapas conectando electrodos al cuero cabelludo, barbilla y pecho.

En sueño ligero y REM nuestras ondas cerebrales son muy similares a las de vida de vigilia. Pero en el sueño profundo hay ondas cerebrales de gran amplitud muy diferentes de nuestras ondas cerebrales de la vida en vigilia.

Estas ondas cerebrales de mayor amplitud se llaman ondas delta.

Cuando no tenemos el sueño profundo que necesitamos, se inhibe nuestra capacidad de aprender y de recuperar nuestras células y cuerpos.

El sueño profundo es la forma en que convertimos las interacciones que tenemos durante el día en nuestra memoria y personalidad a largo plazo.

A medida que envejecemos, somos más propensos a perder estas ondas delta regenerativas. Entonces, el sueño profundo y las ondas delta son en realidad un marcador de juventud biológica.

Así que, naturalmente, quería dormir más profundamente y, literalmente, probé casi todos los gadgets y dispositivos…grado de consumidor, grado clínico, que existen.

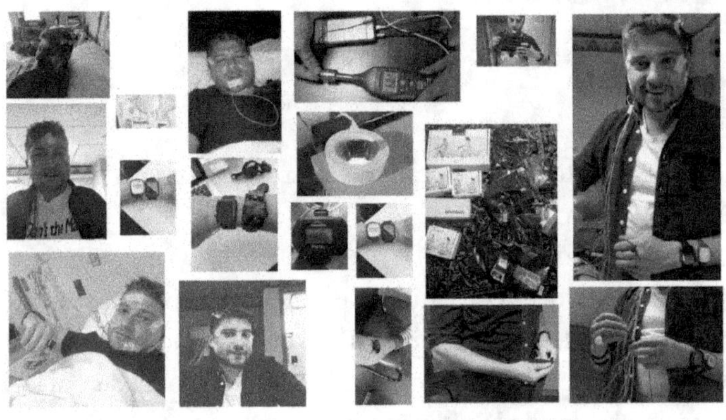

Aprendí mucho y descubrí que realmente necesito, como la mayoría de las personas, ocho horas de sueño. Incluso cambié mi componente circadiano cambiando mis comidas, ejercicio y exposición a la luz, pero todavía no podía encontrar una manera de dormir más profundamente… eso es hasta que conocí al Dr. Dmitry Gerashchenko de la Escuela de Medicina de Harvard.

Dmitry me contó sobre un nuevo hallazgo en la literatura, de un laboratorio de Alemania que demostró que si podías tocar ciertos sonidos en el momento correcto en el sueño de la gente, en realidad podrías hacer durmieran más profunda y eficientemente.

Y es más, este laboratorio mostró que podría mejorar el rendimiento de la memoria del día siguiente con este sonido.

Dmitry y yo hicimos equipo, y comenzamos a trabajar en una forma de construir esta tecnología.

Con nuestros colaboradores del laboratorio de investigación en Penn State diseñamos experimentos para validar nuestro sistema.

Y desde entonces hemos recibido fondos de la National Science Foundation y el Instituto Nacional de Salud para desarrollar esta tecnología estimulante del sueño profundo.

Así es cómo funciona.

La gente entra al laboratorio y la conectamos a una serie de dispositivos.

Cuando detectamos que las personas duermen profundamente, tocamos los sonidos estimulantes del sueño profundo que mostraron que ocasionan tener un sueño más profundo.

Ese sonido está en realidad en la misma frecuencia de ráfagas que las ondas cerebrales cuando el cerebro está en un sueño profundo. Ese patrón de sonido realmente prepara la mente para que tenga más de estas ondas delta regenerativas.

Al preguntarles a los participantes al otro día sobre los sonidos, no sabían que tocábamos sonidos, sin embargo, sus cerebros respondieron con más de estas ondas delta.

Aquí una imagen de las ondas cerebrales de alguien del estudio que realizamos.

Deep Sleep Stimulation with Sound

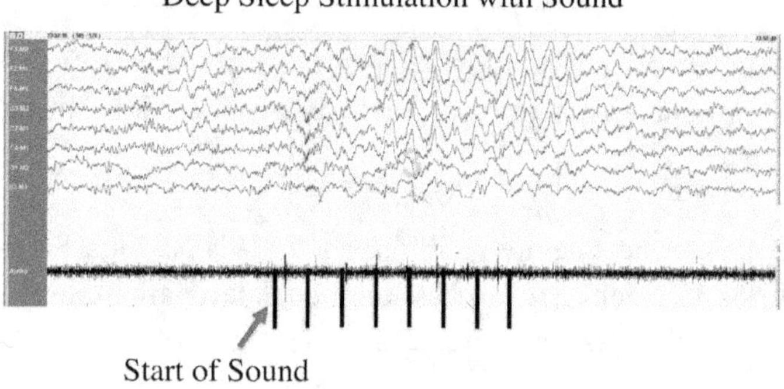

¿Ven el panel inferior?

Muestra el sonido que se reproduce a esa frecuencia de ráfaga. Ahora miren las ondas cerebrales en la parte superior del gráfico.

Pueden ver en el gráfico que el sonido, en realidad, causa más de estas ondas delta regenerativas.

Aprendimos que podíamos seguir con precisión el sueño sin conectar personas a electrodos y hacer que la gente durmiera más profundamente.

Seguimos desarrollando el ambiente de sonido correcto y el hábitat de sueño para mejorar la salud del sueño de las personas.

Nuestro sueño no es tan regenerativo como podría ser, pero tal vez un día pronto, podríamos usar un pequeño dispositivo y saca más provecho de nuestro sueño.

CONCLUSIÓN

En 1965, un alumno de secundaria, Randy Gardner, de 17 años permaneció despierto durante 264 horas. Pasó 11 días para saber cómo iba a reaccionar al mantenerse despierto.

En el segundo día, su concentración visual disminuyó. Posteriormente perdió la capacidad de identificar objetos a través del tacto. En el tercer día, Gardner se volvió agresivo y desorientado. Al final del experimento, tuvo dificultades para concentrarse, problemas con la memoria a corto plazo, era paranoico y tenía alucinaciones.

Aunque Gardner se ha recuperado sin algún daño psicológico o físico permanente, para otros, el insomnio puede generar un desequilibrio hormonal, enfermedades, y en casos extremos, incluso la muerte. Estamos empezando a entender por qué necesitamos dormir, pero ya sabemos que es vital.

Los adultos necesitan de siete a ocho horas de sueño por la noche, los adolescentes, cerca de 10 horas. Nos hace falta dormir cuando el cuerpo envía la información de que estamos cansados al cerebro, mientras que el entorno señala que ya es de noche.

El aumento de productos químicos que inducen el sueño, como la adenosina y la melatonina, nos ayuda tener un sueño ligero que se hace más profundo mientras que la respiración y el ritmo cardíaco se ralentizan y los músculos se relajan. El ADN se repara durante la etapa no-REM de este sueño y el cuerpo recupera su energía para el día siguiente.

En EE.UU. se estima que el 30 % de los adultos y el 66 % de los adolescentes sufren regularmente de insomnio y esto no es un hecho de poca importancia. Permanecer despierto puede causar graves daños corporales. Cuando dormimos poco, el aprendizaje, la memoria, el estado de ánimo y el tiempo de reacción se ven afectados. La falta de sueño también puede causar inflamación, alucinaciones, el aumento de la presión arterial e incluso está vinculada a la diabetes y la obesidad.

En 2014, un aficionado al fútbol murió tras permanecer despierto durante 48 horas para asistir a la Copa del Mundo. Aunque la causa de su muerte prematura fue un ataque al corazón los estudios indican que dormir menos de seis horas cada noche aumenta cuatro veces y medio el riesgo de un accidente cerebrovascular en comparación con los que duermen generalmente de siete a ocho horas.

Para algunas personas que han heredado una rara mutación genética la falta de sueño es una realidad cotidiana. Esta condición, llamada el insomnio familiar fatal, mantiene el cuerpo en un estado angustiante de vigilia que le impide experimentar el sueño tranquilo. En el transcurso de meses o años, el estado de la enfermedad puede agravarse y llevar a la demencia o la muerte.

¿Cómo puede el insomnio causar tanto sufrimiento?

Los científicos creen que la respuesta es la acumulación de desechos químicos en el cerebro. Cuando estamos despiertos, la células consumen las fuentes de energía disponibles que se descomponen en varios productos, incluyendo la adenosina. Con la acumulación de la adenosina, aumenta la necesidad de dormir conocida como la presión para dormir. De hecho, la cafeína actúa bloqueando las vías de los receptores de adenosina.

En el cerebro se generan otros residuos químicos también que, al no eliminarse, sobrecargan el cerebro y son aparentemente la causa de los síntomas negativos del insomnio.

Entonces, ¿qué sucede en el cerebro cuando dormimos para evitar que esto suceda?

Los científicos han descubierto el llamado sistema glinfático, es decir, un mecanismo de limpieza que elimina la acumulación de productos de desecho y que eso es mucho más activo cuando dormimos. A través del líquido cefalorraquídeo, el sistema drena las sustancias tóxicas que han acumulado entre las células. Vasos linfáticos que sirven de ruta de acceso a las células inmunes han sido descubiertos recientemente en el cerebro y ellos también ayudan a limpiar el cerebro de estos desechos diarios.

Mientras que los científicos exploran los procesos regenerativos de la vida nocturna, podemos estar seguros de que conciliar el sueño es una necesidad si queremos mantener nuestra salud física y mental.